BEI GRIN MACHT SICH IHR WISSEN BEZAHLT

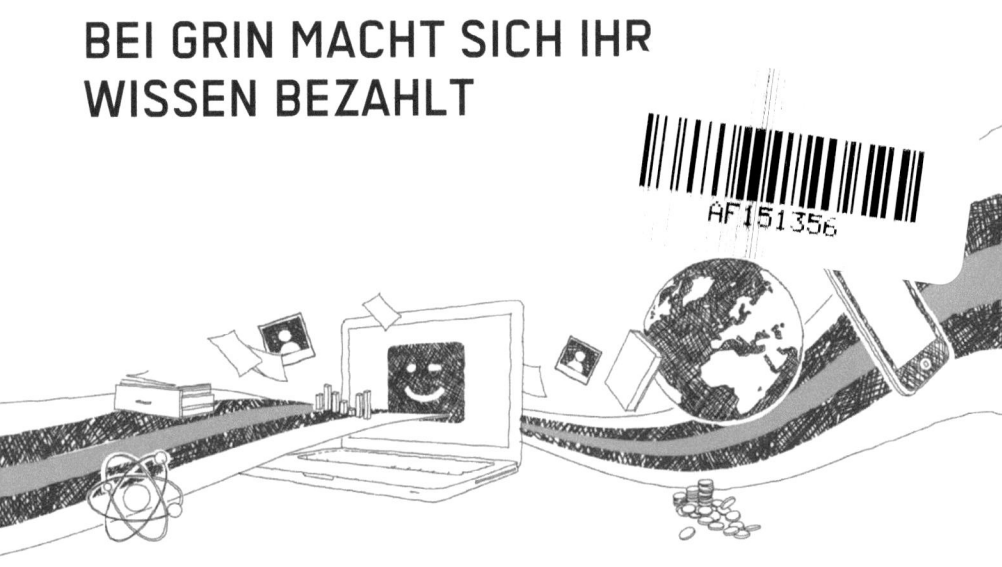

AF151356

- Wir veröffentlichen Ihre Hausarbeit,
  Bachelor- und Masterarbeit

- Ihr eigenes eBook und Buch -
  weltweit in allen wichtigen Shops

- Verdienen Sie an jedem Verkauf

Jetzt bei www.GRIN.com hochladen und kostenlos publizieren

Heidi Durst

Aufbauorganisation und Konzeption einer Psychiatrischen - Institutsambulanz (PIA)

GRIN Verlag

Bibliografische Information der Deutschen Nationalbibliothek:

Die Deutsche Bibliothek verzeichnet diese Publikation in der Deutschen National-
bibliografie; detaillierte bibliografische Daten sind im Internet über http://dnb.d-
nb.de/ abrufbar.

Impressum:

Copyright © 2010 GRIN Verlag, Open Publishing GmbH
Druck und Bindung: Books on Demand GmbH, Norderstedt Germany
ISBN: 978-3-640-75458-8

Dieses Buch bei GRIN:

http://www.grin.com/de/e-book/161619/aufbauorganisation-und-konzeption-einer-
psychiatrischen-institutsambulanz

Facharbeit in Organisation und Führung

Aufbauorganisation und Konzeption

einer

Psychiatrischen - Institutsambulanz

(PIA)

Dr. Heidi Durst
Ulm

Inhalt:

Einleitung

Das deutsche Gesundheitswesen gilt – trotz aller derzeitigen Kritikpunkten- immer noch als bewährtes, funktionsfähiges und international anerkanntes System gesundheitlicher Absicherung.

Die degressive Entwicklung des gesamten Gesundheitswesen ist aber insbesondere im Bereich der stationären Versorgungssysteme, den Krankenhäusern deutlich spürbar. So wurden in den letzten 10 Jahren die Zahl der Krankenhausbetten drastische reduziert, die Verweildauer der Patienten im Krankenhaus stark verkürzt bei zugleich steigenden Patientenzahlen und Behandlungsbedarf.

Um dieser Entwicklung gerecht zu werden, wurde durch gesetzliche Vorgaben und Veränderungen die Berechtigung der Teilnahme der Krankenhäuser an der ambulanten Versorgung erweitert.

Es ist nun möglich, durch Straffung und Optimierung der Behandlungsabläufe eine frühzeitige Entlassung aus dem stationären Bereich in eine geregelte ambulante Nachbehandlung vorzunehmen.

Voraussetzung ist allerdings, das die organisatorischen und personellen Strukturen so ausgerichtet sind, das die Zuständigkeiten und Verantwortlichkeiten für diese Patienten klar definiert sind um an diesen „Schnittstellen" reibungslose und sichere Übergänge zu gewährleisten.

Ich möchte eine solche „Schnittstelle" im Bereich der Psychiatrie vorstellen, die seit 2002 bestehenden „Psychiatrischen Instituts-Ambulanzen" (Abk.: PIA).

Angesichts geringer Ressourcen und hoher Personalkosten im Krankenhausbereich möchte ich insbesondere auf die Aufbauorganisation und Konzeption einer Institutsambulanz eingehen, die im wesentlichen dann später die Ablaufprozesse, d.h. die Qualität und Effektivität der Behandlung der Patienten bestimmt.

A. Teil I Die Aufbauorganisation einer Instituts-Ambulanz

1. Die Psychiatrischen Institutsambulanzen (PIA) am einem psychiatrischen Krankenhaus

Das Krankenhaus N. ist eines der neun Zentren für Psychiatrie Baden-Württembergs, die den Versorgungsauftrag für psychisch erkrankte Menschen sicherstellen.

Aufgrund der Größe des Versorgungsgebiets ist das Krankenhaus in vier Klinken unterteilt (Sektorisiert), mit jeweils eigenem Versorgungsauftrag und –schwerpunkt. Infolgedessen betreibt auch jede der Kliniken des Krankenhauses N. ihre eigene Psychiatrische Institutsambulanz, die auf ihre Versorgungspflichten und ihr Patientenklientel konzipiert ist.

Auf die Situation in der Klinik und der sich derzeit im Aufbau befindenden Institutsambulanz (PIA) soll im Rahmen dieser Arbeit näher eingegangen werden.

Die Klinik hat einen ländlichen Versorgungsschwerpunkt. Dies ist der größte Landkreis der Region und umfasst ca. 300.000 Einwohner mit den drei Regionalzentren, d.h. drei größeren Städten.

Für die Patienten aus dem Landkreis stehen im Psychiatrischen Krankenhaus vier Akut-Behandlungsstationen mit einer Gesamtzahl von 100 stationären Betten zu Verfügung.

Aufgrund der Größe des Versorgungsgebietes betreibt die Klinik im den Städten und zusätzlich zwei psychiatrische Tageskliniken mit teilstationären Behandlungsangeboten (je 25 Plätze), um eine gemeindenahe Versorgung sicherzustellen.

An einer der Tageskliniken soll nun in den nächsten Jahren eine Psychiatrische Institutsambulanz (PIA) entstehen, um das ambulante Versorgungsanbot für die Patienten zu ergänzen und zu erweitern.

2. Die Planung einer zukünftigen Institutsambulanz

Die Aufgabe der Ambulanz wird sein, entsprechend den gesetzlichen Vorgaben und Vereinbarungen im Rahmen eines speziellen Versorgungsauftrages „Kranke, die wegen der Art, Schwere oder Dauer ihrer Erkrankung eines solchen besonderen, krankenhausnahen Versorgungsangebots bedürfen" zu betreuen.

Laut der Vorgaben soll das Leistungsanbot neben dem Facharztstandard „eine persönliche Beziehung zwischen dem Kranken und einem multiprofessionellen Behandlungsteam" erfüllen und im „Sinne der Komplexleistung das gesamte Spektrum psychiatrisch-psychotherapeutischer Diagnostik und Therapie entsprechend dem allgemeinen Stand der medizinischen Erkenntnisse zu umfassen"[1].

Damit ist bereits die Gesamtaufgabe der Institutsambulanz für die Aufgabenanalyse gut dargestellt: „die Versorgung einer definierten Gruppe psychisch Kranker".

Als nächster Schritt ist die Zerlegung der Gesamtaufgabe in Teilaufgaben vorzunehmen, die dann sinnvoll zu „Stellen" zusammengeführt werden[2].

Diese Stellen entsprechen den notwendigen Mitarbeitern im Sinne der oben genannten Komplexleistung und sind die in einer psychiatrischen Klinik vorhandenen Berufgruppen.

In der Regel sind in den psychiatrischen Kliniken Ärzte und Psychologen sowie Fachkrankenschwestern und -pfleger, auch Ergotherapeuten oder Arbeitstherapeuten, Sozialarbeiter/Sozialpädagogen sowie Bewegungstherapeuten/Physiotherapeuten beschäftigt.

---

[1] Bundesvereinbarungen Institutsambulanzen (2001) gemäß §118 Abs.2 SGBV.Dt. Ärztblatt, 98: A566-A568 (Heft 9)
[2] E. Fein, M. Pini: Betriebliche Kommunikation, 3. Aufl.2002 Eins, Troisdrof, S 180

Überschneidungen der Aufgaben und Tätigkeiten innerhalb der Arbeitsgebiete sind häufig und gibt es z.B. bei den Berufsgruppen der Fachärzte für Psychiatrie und der approbierten Psychologen. Hier kann eine Berufsgruppe gegen eine andere ausgetauscht bzw. auf derselben Stelle eingesetzt werden.

Des weiteren ist für die betriebswirtschaftliche Führung ein Verwaltungssystem notwendig, der auch den Aufgabenteil der Abrechnung der erbrachten Leistungen mit den Kostenträgern, d.h. den Krankenkassen vornimmt sowie die betriebswirtschaftliche Planung und Kontrolle der Institutsambulanz übernimmt.

Im Psychiatrischen Krankenhaus sind diese Verwaltungsstrukturen zentralisiert, so dass sie in die Personalplanung der Mitarbeiter der PIA vor Ort nicht mit einbezogen werden müssen.

Durch Aufteilung der Gesamtaufgabe in Teilaufgaben der Zusammenführung auf Stellen die Mindestausstattung einer Ambulanz auf folgende Berufgruppen rückgeführt werden:

Arzt/Ärztin,
Pflegekraft/Krankenschwester,
Ergotherapeut/in,
Sozialarbeiter/in,
Bewegungstherapeut/in.

Für die organisatorischen Belage, ärztliche Assistenz und die erforderliche Aktendokumentation und -verwaltung ist zusätzlich noch eine Arzthelferin (neue Bezeichnung: Medizinische Fachangestellte) notwendig.

Zusammenfassend wären also für eine Neugründung und den Unterhalt des laufenden Ambulanzbetriebes zunächst 6 Fachkräfte einzustellen, Urlaubs- und Krankheitsvertretungen sind noch nicht mit eingerechnet.

Angesichts der Unsicherheiten der weiteren Entwicklung der Kranken-
hausfinazierung und der Bereitschaft der Krankenkassen immer weniger
Leistungen auch termingerecht zu begleichen ist eine Investition in dieser
Größenordnung personal- und kostentechnisch derzeit so nicht durchführ-
bar.

Es entstand daher der Gedanke, die PIA in der Tagesklinik **dezentral** auf-
zubauen, d.h. als ein Teil der Tagesklinik und auf die dort bereits beschäftigten Mitarbeiter zurückzugreifen.

Einerseits kann so bereits vollzeitbeschäftigten Mitarbeitern eine Über-
stundenvergütung ermöglicht werden, andererseits können teilzeitbeschäftigte Mitarbeiter ihre Verdienstmöglichkeiten durch Erhöhung ihrer Stun-
denzahl (und damit auch Einkommensverhältnisse) verbessern. Für die
Arbeitgeberseite kommen deutlich weniger Investitionkosten und Risiken
auf, die in diesem Rahmen jedoch gut tragbar und steuerbar erscheinen.
Auch die Krankheits- und Urlaubsvertretung kann besser geplant und ver-
teilt werden und zwar für alle Berufsgruppen.

3. Aufbauorganisation einer Psychiatrischen Institutsambulanz

Krankenhausorganisationen sind nach wie vor -traditionell -streng hierarchisch gegliedert. Die Gründe hierfür sind vielfältiger Natur und sind sicher
auch durch rechtliche Vorgaben bedingt, die z.B. nach SGB V den Ärzten
ein führende und verantwortliche Rolle im Krankenhauswesen zuweist[3].
Eine rein hierarchische, traditionelle Aufbauorganisation der Ambulanz
würde sich so darstellen:

---

[3] vgl D. Bihr (Hrsg.):Handbuch der Krankenhaus-Praxis, 1. Aufl. 2001 Kohlhammer, Stuttgart, S.
16, 96-97

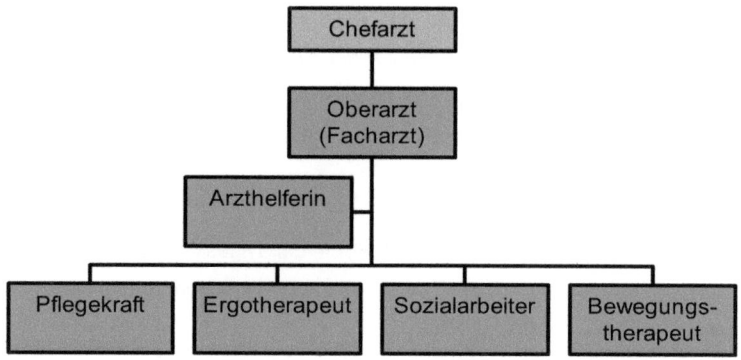

Abb. 1. Traditionelles Einliniensystem in der Krankenhausorganisation

Es ist verständlich, das in einem solchen Modell erfolgsversprechende Führungsmethoden wie das in Medizinerkreisen favorisierte „Management by delegation"(auch „Harzburger Modell") und „kooperativer Führungsstil" sich nicht oder nur schwer umsetzten lassen[4].

Für eine kleine Abteilung wie die Institutsambulanz wäre auch z. B. eine ganz andere, innovativere Organisationsform denkbar wie z.b. die der Teamorganisation denkbar, die aufgrund der Synergieeffekte der Teamarbeit vorzuziehen sind. Für die Ambulanz wäre eine Teamorganisation aufgrund der Aufgabenverteilung und der hohen fachlichen Qualifikation der Mitarbeiter von deutlichem Vorteil.

---

[4] F. Bisani: Personalführung, 3.Aufl..1985 Gabler, Wiesbaden, S.128-136, S. 112-117

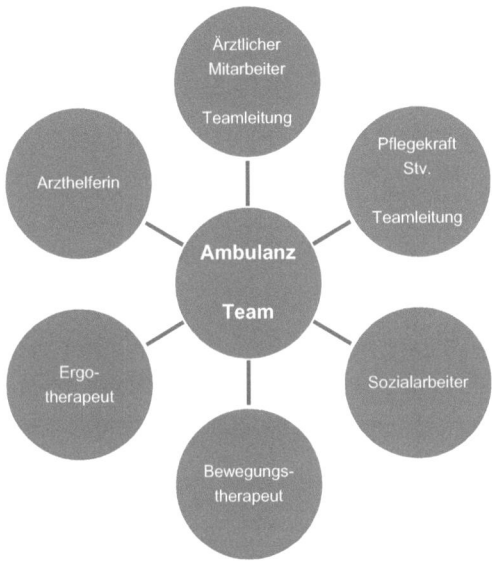

Abb. 2. Teamorganisations- Modell

4. Die Stellenbeschreibungen

Mit der Stellenbeschreibung soll erreicht werden, "das die im Betrieb als zweckmäßig anerkannten Arbeitsweisen eingehalten werden. Sie sollen zur Sicherung von Wirkzusammenhängen dienen".

Maßstab für die Stellenbeschreibung ist „die sachbezogene, erfolgreiche und rationale Erfüllung der Teilaufgabe, für die ein Stelleninhaber zuständig ist"[5]. Nachfolgende Angaben sind für eine Stellenbeschreibung[6] (hier nur in Kürze dargestellt) notwendig:

---

[5] E. Hollerith: Die Stellenbeschreibung, 5.Aufl.1994 Speyer, S. 151-159
[6] E. Fein, M. Pini: a.a.O, S.185

9

Stellenbezeichnung

Art der Aufgabe und Zielsetzung der Stelle

Kompetenzen und Rang der Stelle

Unter und Überstellungsverhältnis sowie Regelung der Stellvertretung

-Ärztlicher Mitarbeiter

Stellenbezeichnung: Facharzt/Fachärztin für Psychiatrie in der Institutsambulanz

Aufgabe/Zielsetzung der Stelle: Der Stelleninhaber ist für die ärztliche Behandlung der Patienten einschl. deren Planung und Durchführung verantwortlich. Er tritt als Teamleiter der Institutsambulanz auf und ist für den Ablauf der Arbeitprozesse innerhalb der Ambulanz verantwortlich. Er ist dem Zielsetzungen (Leitbild) des Krankenausträgers verpflichtet und sorgt für die Einbindung der Ambulanz in die Gesamtorganisation des Krankenhauses.

Kompetenzen und Rang der Stelle: Der Stelleninhaber plant und führt als leitender Arzt selbständig seine ärztliche Tätigkeit gemäß den gesetzlichen Vorschriften und hausinternen Vorgaben aus. Er hat die Anordnungsbefugnis gegenüber dem nichtärztlichen Personal sowie die Durchführungsverantwortung. Er vertritt die Institutsambulanz in medizinischen fachlichen Bereich nach außen.

Unter und Überstellungsverhältnis/Vertretungsregelung: Er ist dienstlich dem Chefarzt der Klinik II direkt unterstellt und wird durch einen anderen leitenden Facharzt der Klinik II vertreten. Die Mitarbeiter der Ambulanz sind ihm fachlich und dienstlich (Ausnahme: Pflegedienst nur fachlich) unterstellt.

-Pflegedienst-Mitarbeiter

Stellenbezeichnung: Gesundheits- und Krankenpfleger mit Fachausbildung Psychiatriefachpfleger/in im Ambulanzdienst.

Aufgabe/Zielsetzung der Stelle: Der Stelleninhaber ist für die fachpflegerische Betreuung der Patienten einschl. der Pflegeplanung und deren Dokumentation zuständig.

Kompetenzen und Rang der Stelle: Der Stelleninhaber plant und führt seine Pflegeleistungen nach der ärztlichen Anordnung in eigener Verantwortung gemäß den gesetzlichen Bestimmungen und Regelungen aus. Er übernimmt den aufsuchenden Behandlungsteil (d.h. Hausbesuche der Patienten) sowie die Angehörigenkontakte. Er ist Teil des Behandlungsteam und ist für des Koordination Einsatzes der einzelnen Berufsgruppen für den einzelnen Behandlungsfall zuständig.

Unter- und Überstellungsverhältnis/Vertretungsregelung: Er ist dienstlich dem Pflegedienstdirektor der Klinik unterstellt und wird durch einen anderen Mitarbeiter des Pflegedienstes vertreten. Er ist fachlich durch die Anordnungsbefugnis dem ärztlichen Mitarbeiter zugeordnet und vertritt diesen in der Teamleitung.

-Ergotherapeut/in

Stellenbezeichnung: Ergotherapeut/in oder Arbeitserzieher/in in der Institutsambulanz

Aufgabe/Zielsetzung der Stelle: Der Stelleninhaber leitet die Patienten in einzel- oder gruppentherapeutischen Setting in der Beschäftigungstherapie an.

Kompetenzen und Rang der Stelle: Diese umfasst insbesondere im ambulanten Bereich die Beratung und Anleitung im Arbeitsplatz-, Wohn- und

Umweltbereich bei gestörten psychischen, kognitiven und motorischen Fähigkeiten.

Unter- und Überstellungsverhältnis/Vertretungsregelung: Er ist dienstlich und fachlich dem ärztlichen Mitarbeiter unterstellt und ist Mitglied des Behandlungsteam. Er wird durch einen Mitarbeiter der Ergotherapie, im Einzelfall auch der Pflege vertreten.

-Sozialarbeiter/in in der Ambulanz

Stellenbezeichnung: Sozialarbeiter in der Institutsambulanz

Aufgabe/Zielsetzung der Stelle: Der Stelleninhaber befasst sich mit den sozialen Problemfeldern der Ambulanzpatienten und leistet Unterstützung und Hilfestellung je nach Hilfsbedürftigkeit.

Kompetenzen und Rang der Stelle: Der Stelleninhaber erarbeitet selbstständig eine Hilfeplankonzept für die ihm zu verwiesenen Ambulanzpatienten und setzt dieses in Absprache mit den anderen Berufsgruppen als Teammitglied um. Als Schwerpunkt der Tätigkeit ist die Reintegration in das berufliche und soziale Umfeld zu sehen. In diesem Bereichen vertritt der Sozialarbeiter die Institutsambulanz nach außen und arbeitet eigenverantwortlich.

Unter- und Überstellungsverhältnis/Vertretungsregelung: Er ist dienstlich und fachlich dem ärztlichen Mitarbeiter unterstellt und ist Mitglied des Behandlungsteam. Er wird durch einen Mitarbeiter des Sozialdienstes, im Einzelfall durch den ärztlichen Mitarbeiter vertreten.

-Bewegungstherapeut/in in der Ambulanz

Stellenbezeichnung: Bewegungstherapeut/Bewegungstherapeutin in der Ambulanz

Aufgaben/Zielsetzungen: Der Stelleninhaber arbeitet selbständig im bewegungs- und sporttherapeutischen Bereich einschl der Entspannungstherapie. Zielsetzung ist eine aktivierende und handlungsorientierte Anleitung zur Selbständigkeit und Unabhängigkeit der Patienten.

Kompetenz und Rang der Stelle: Der Stelleninhaber arbeitet in seinem Fachgebiet selbständig und stimmt seine Behandlungsplanung mit dem Patienten und dem Behandlungsteam ab. Er ist Mitglied des Behandlungsteams. Er ist in der Wahl seiner fachlichen Möglichkeiten frei und hält sich an die gesetzlichen Vorgaben der Krankenkassen und des Arbeitgebers. Insbesondere ist der Schwerpunkt auf die Anleitung zu Selbsthilfe und zur Eigenständigkeit der Ambulanzpatienten zu richten.

Unter- und Überstellungsverhältnis/Vertretungsregelung: Er ist dienstlich und fachlich dem Ärztlichen Mitarbeiter unterstellt. Er wird durch den Ergotherapeuten oder den Medizinischen Fachangestellten vertreten.

-Medizinischer Fachangestellter/e

Stellenbezeichnung: Arzthelfer/in in der Institutsambulanz

Aufgaben/Zielsetzungen: Der Stelleninhaber übernimmt die delegierbaren ärztlichen Tätigkeiten. Dazu gehören die gesamte abrechnungstechnische und verwaltungstechnische Bearbeitungsvorgänge der Ambulanz am Dienstort einschl. der Kontaktpflege zur zentralen Verwaltungsabteilung.

Kompetenz und Rang der Stelle: Der Stelleninhaber arbeitet innerhalb seines Fachgebietes nach Anweisung und Beauftragung durch den ärztlichen Mitarbeiter eigenständig an der Umsetzung seiner Dienstaufgaben. Ihm obliegen insbesondere die laufende Ablauforganisation im Alltag der Ambulanz einschl. der Patienten- und Angehörigenbetreuung, sowie der Kontakt zur Verwaltung im ZfP Winnenden und niedergelassenen Ärzten und den Krankenkassen. Die Aufsicht über die EDV Erfassung und die elektronische Patientenakte, sowie der gesamte Schrift- und Telefonverkehr sind zu leisten.

Unter- und Überstellungsverhältnis/Vertretungsregelung: Er ist Mitglied des Behandlungsteam und wird durch den Pflegedienstmitarbeiter vertreten.

B. Teil II Die Konzeption einer Instituts-Ambulanz

In folgenden wird der Entwurf für eine Konzeption der Institutsambulanz vorgestellt, zunächst der Information der Geschäftsleitung der Klinik dienen soll.

Eine Konzeption ist „eine umfassende Zusammenstellung von Informationen und Begründungszusammenhängen für ein größeres Vorhaben oder umfangreiche Planungen", die Abgrenzung zu einem Konzept besteht in der „Tiefe und Breite der Vorüberlegungen und der theoretischen Auseinandersetzung in sehr viel umfassender und detaillierter Weise mit dem Planungsprojekt oder Thema".

Über die Ziele innerhalb einer (Prozess) Organisation sind vor allem „die Ziele der Kunden" (hier vor allem die Patienten) und „der Mitarbeiter" zu berücksichtigen.

Als Grundlage soll nach der „Musterkonzeption für unternehmerische Projekte " vorgegangen werden. Danach vorgehend wird auf folgenden Punkte eingegangen werden:

Einleitung/Rahmenbedingungen

Ausgangslage

Ziele

Strategie

Maßnahmen

Projektmanagement

Umsetzung[7]

Als weitere Aspekte in eine Planung werden:

Zeitliche Aspekte

Örtliche Aspekte

Personelle Aspekte

Technischer Aspekt

Ökonomische Aspekte

Methodische Aspekte

Strukturelle Aspekte[8]

1. Einleitung - Rahmenbedingungen

Die Entwicklung der psychiatrischen Versorgungsangebote ist in den letzten Jahren durch einen grundlegenden Strukturwandel bestimmt. Neben zunehmender Differenzierung und Spezialisierung in den Fachkrankenhäusern besteht die Tendenz Patienten frühzeitig in eine ambulante gemeindenahe Nachsorge zu entlassen. Durch die Fachkliniken wurden teilstationäre Behandlungseinrichtungen, die sogenannten Tageskliniken geschaffen, die sich sinnvoll in die gemeindenahe Versorgungsstruktur einfügen.

In diesem Entwicklungsprozess sind die Psychiatrischen Institutsambulanzen ein weiterer logischer und sinnvoller Schritt.

In Baden Württemberg wurde diese Ambulanzform 2002 eingeführt. An den Psychiatrischen Fachkliniken erfolgte nach Zulassung durch die Kassenärztliche Vereinigung 2003 schrittweise sehr erfolgreich der Aufbau der Ambulanz in zentralisierter oder dezentralisierter Form als eigene Abteilungen.

Für eine Klinik mit dem großen Versorgungsauftrag für einen ländlichn Kreis ist eine Institutsambulanz aufgrund der Größe des Versorgungsge-

---

[7] www.wikipedia.org/wiki/Konzeption
[8] K. Olfert: Organisation, 14 Aufl. 2006 Kiehl, Ludwigshafen. S.195

bietes im dezentraler Organisationsform deutlich vorteilhafter. Auf die bereits bestehende Tageskliniken und ihre Strukturen kann sinnvoll zu hohen Nutzen der zu versorgenden Patienten zurückgegriffen werden.

Als rechtliche Grundlage gilt das Sozialgesetzbuch (SGB) V, die Bundesvereinbarung über die Zulassung der psychiatrischen Institutsambulanzen nach §118 Absatz SGB V sowie die Zulassungsvorgaben der Kassenärztlichen Vereinigung Nordwürttemberg.

Es entsteht somit die Konstellation, dass die Behandlung im Krankenhaus stattfindet, das auch das Behandlungssetting stellt, die Patienten sich aber im ambulanten Behandlungsabschnitt befinden.

Von daher gelten für die Patienten auch alle die Vorschriften und Pflichten der ambulanten Versorgung, wie z. B. die Entrichtung einer Praxisgebühr und die Zuzahlung zu den Arzneimitteln.

Für die Klinik sind die rechtlichen Vorgaben nicht immer so scharf abgegrenzt und teilweise strittig, da die Aufsicht und Kontrolle nicht, wie sonst im ambulanten Bereich üblich durch die Kassenärztliche Vereinigung ausgeübt. wird. Eine gewisse Kontrollfunktion steht den Krankenkasse und ihren ausführenden Organen wie dem Medizinischen Dienst der Krankenkassen (MDK) in Einzelfallprüfungen aber zu.

2. Ausgangslage

Seit der Ermächtigung durch die Kassenärztliche Vereinigung im Jahr 2003 ist auch eine psychiatrische Klinik berechtig ambulante Behandlungen für ihre Patienten durchzuführen. Diese Möglichkeit wurde bisher nicht oder zu wenig genutzt werden, da weder die personelle noch konzeptionelle Basis dazu bestand.

Durch die Geschäftleitung der psychiatrischen Krankenhäuser ist der Aufbau und Vergrößerung der bestehenden Institutsambulanzen vorgegeben. Als Planungszeitraum wird zunächst von zwei Jahren ausgegangen.

3. Derzeitige Ausgangslage- Ist Zustand

Durch Einstellung eines Mitarbeiters des ärztlichen Dienstes im Februar 2006 auf Teilzeitbasis (50% einer Vollzeitstelle) wurde zuerst eine personelle Grundlage geschaffen.

Der Arbeitsauftrag bestand darin zunächst die Bedarfermittlung an Behandlungsfällen (ärztlicherseits) vorzunehmen, eine Einschätzung der konkret zu leistenden Aufgaben vor Ort sowie deren Planung und Umsetzung vorzunehmen.

Als weiterer Schritt ist die Organisationsform (Aufbauorganisation) der PIA zu planen sowie eine Konzeption für die Institutsambulanz zu erstellen.

Geplant ist in naher Zukunft der Ausbau der Komplexleistung mit der Teilnahme aller notwendigen Berufsgruppen, diese bedarfgerecht aber auch wirtschaftlich einzusetzen, insbesondere unter der Berücksichtigung von den bereits vorhandenen beschäftigten Teilzeitmitarbeiter einer anderen Abteilung, einer Tagesklink vor Ort.

Zeitliche Aspekte: im ambulante Behandlungsrahmen wird durch die vierteljährliche Abrechungspraxis das Jahr in Quartale aufgeteilt. Üblicherweise ist auch der Begriff des „Scheines". Gemeint ist der Überweisungsschein des Hausarztes der Kassenpatienten der Zugang zur PIA-Behandlung ermöglicht. Jeder Schein repräsentiert einen Patienten als Behandlungsfall und berechtigt zur Abrechnung gegenüber der Krankenkasse mit der Fallpauschale von 270 € pro Quartal. Kurzfristige Planungen sollten daher den Zeitrahmen von einem Quartal umfassen, längerfristige von einem Jahr und langfristige einen Zeitraum vom zwei Jahren, jeweils mit der „Maßeinheit" Scheine pro Quartal.

Die Entwicklung der Behandlungsfälle/Scheine ist auch vom Zeitaufwand und der Zahl der Kontakt pro Patient und Quartal abhängig. Bei geschätzten drei notwendigen Kontakten pro Quartal mit einer Dauer von 30 min können dann mit einer 50 % Stelle ca. im Quartal derzeit bei voller Auslastung (10 Patiententermine pro Arbeitstag und administrative Arbeiten) ca. 100 Patienten/Quartal versorgt behandelt werden.

Tatsächlich zeigt sich seit Abrechungsbeginn (II. Quartal/06) die Scheinentwicklung im deutlichen Aufwärtstrend von 36 Scheine im II. Quartal 06 auf einen derzeitigen Stand von 88 Scheinen im I. Quartal 07. Bei weiterhin unveränderten starken Zustrom und Nachfragen von Patienten in die Ambulanz wird in ein bis zwei Quartalen damit bereits eine Kapazitätsgrenze und damit Wachstumsbeschränkung bei der derzeitigen Personalbesetzung auftreten.

Deutlich wird das eine längerfristige Planung sind also nur sinnvoll möglich, wenn genügend ärztliches oder anderes Personal zur Verfügung steht und die bisherige Stellenplanung erweitert wird.

Eine sinnvolle Alternative besteht in der Durchführung der Komplexleistung, so dass Behandlungsaufgaben und Behandlungskontakte an andere Berufsgruppen (im Rahmen der rechtlichen Vorgaben) delegiert werden und somit die Zahl der ärztlichern Kontakte auf 1 (bis 2) Kontakte pro Quartal reduziert werden kann.

Örtliche Aspekte: die bereits bestehende Tagesklinik ist räumlich sehr gut ausgestattet. Für jede Berufsgruppe steht ein eigner Arbeitsbereich zur Patientenversorgung zur Verfügung. Jeder Mitarbeiter hat EDV Zugang, sowie einen eigenen Arbeitsraum, bei Teilzeitmitarbeitern, die sich eine Stelle „teilen" wird dieser von dem jeweiligen anwesenden Mitarbeiter genutzt. Für die Patienten der Tagesklinik sind die Räumlichkeiten ebenfalls großzügig konzipiert. Es gibt neben dem Gruppen und Speisesaal einen Aufenthaltsraum, Ruheräume auch einen großen Eingangsbereich und Garderobe. Ausreichende sanitäre Anlagen sind vorhanden. Fehlend ist ein Wartebereich für Patienten, da dieser bei den bisherigen Behandlungsabläufen nicht erforderlich war.

Personelle Aspekte: Durch die Psychiatrie Personalverordnung ist genau definiert, welche Berufsgruppe in welchem Umfang zur Versorgung stationärer Patienten zur Verfügung stehen muss. Diese gesetzliche Vorgabe soll im vollen Umfang realisiert und auf die Verhältnisse der Tagesklinik umgesetzt sein. Es stehen daher grundsätzlich alle Berufsgruppen zur Verfügung die für die Versorgung (auch ambulanter) Patienten erforderlich wären. Als Besonderheit ist in einer Tagesklinik der Anteil der Teilzeit arbeitenden Mitarbeiter ungewöhnlich hoch, von 16 Mitarbeitern sind 11 teilzeitbeschäftigt und nur 5 Vollzeit. Durch klare zeitliche Vorgaben und Strukturen fallen für die Mitarbeiter keine regelmäßigen Überstunden an, Schichtarbeit und Bereitschaftszeiten sind nicht notwendig bei Betreiben einer Tagesklinik. Die hohe Zahl der Teilzeitstellen ist auf die Aufteilung von Vollzeitstellen bei der Konzeption der Tagesklinik zurückzuführen, um in Urlaubs- und Krankheitszeiten bessere Vertretungsmöglichkeiten zu haben. Nachteilig wirkte sich die Stellenaufteilung insofern aus, das oft sehr geringe Beschäftigungsverhältnisse wie z. B. 25% einer Vollzeitstelle entstanden sind, die keine ausreichende Lebensgrundlage dem Stelleninhaber bieten und eine oder mehrere weitere Nebentätigkeiten zwingend notwendig machten. In den letzten Jahren war festzustellen, das verstärkt teilzeitbeschäftigte Mitarbeiter nach einer Aufstockung ihrer Stellen nachfragten oder einer genehmigten Nebentätigkeit nachgingen.

Technische Aspekte: Im Arbeitsbereich einer Psychiatrischen Klinik ist die technische Ausstattung für die Patientenversorgung geringfügig. Die zwingend notwendigen Geräte (z.B. EKG Gerät) sind heute in tragbarer und benutzerfreundliche Form erhältlich und sind vorhanden. Die zu erbringenden Laborleistungen werden an einen niedergelassenen Laborarzt zu verwiesen und nach von diesem nach der Gebührenordnung für Ärzte (GOÄ) abgerechnet.

Die technische Ausstattung der Arbeitsplätze der Mitarbeiter in der Tagesklinik hält für alle Mitarbeiter einen eigenen PC Terminal vor. Jeder Mitarbeiter der an der Patientenversorgung teilnimmt, hat EDV Zugang zur
elektronischen Krankenakte entsprechend seinem Tätigkeitsschwerpunkt
und seiner Zugangsberechtigung.

Ökonomische Aspekte: Die im Leitbild vorgegebenen Ziele des Krankenhauses sind deutlich formuliert „Wir arbeiten wirtschaftlich".

Für die Vergütung der Leistung der PIA ist – wie derzeit im Gesundheitswesen üblich – eine Vergütung über eine Fallpauschale vorgesehen. Zielsetzung des (Management)-Systems ist es, den Aufwand für bestimmte
Leistungen zu limitieren[9]. Es ist also auf in besonderem Maße auf Effizi-
enz und Effektivität der Behandlungsprozesse in der PIA zu achten,
dadurch das für jeden Patienten nur eine Pauschale von 270 € pro Quartal
zu Verfügung steht. Mit dieser Pauschale muss nach dem ökonomischen
Maximalprinzip umgegangen werden, d.h. auf eine hohe Behandlungsef-
fektivität ist bei jedem Termin oder Kontakt zu achten.

Methodische Aspekte: Die Planung und der Aufbau der Institutsambulanz
ist schrittweise und zielgerichtet durchzuführen. Zeitliche und räumliche
Bedingungen sind neben derzeit laufenden Arbeitsprozessen (d.h. laufende Behandlungsfälle) sind in die Planung mit einzubeziehen.

Die der Umsetzung der einzelnen Planungsschritte wird mit einer
Mehrstufen-Methode durchgeführt:

Die Vorbereitungsphase,
Die Planungsphase,
Die konkrete Ausarbeitung/Gestaltung des Arbeitsablaufes,

---

[9]vgl.: K. Borchers, H. Kirchner, S. Trittmacher: Den Chefsessel im Visier -Führungsstrategien für
Ärztinnen, 2006 Thieme Stuttgart, S. 133-136

- Die Einführung - Durchführung des Arbeitsablaufes einschl. Evaluation[10].

Strukturelle Aspekte: Da die Institutsambulanz ein Teil der Klinik darstellt, sollte die Struktur der Arbeitsprozesse (hier ist vor allem der Behandlungsprozess der Patienten), die Dokumentation in der elektronischen Patientenakte und der Fallpauschalenabrechung keine Abweichung zu den üblichen und bisherigen Vorgehensweisen bei stationären Patienten aufweisen. Im Hinblick auf die anstehende KTQ Zertifizierung solle im begründeten Einzelfällen nur systematisch und nach Absprache mit der Klinikleitung und des PIA Qualitätszirkels abgewichen werden.

4. Ziele

Das Hauptziel für die Errichtung einer Institutsambulanz ist die Versorgung psychisch Kranker gemäß den gesetzlichen Vereinbarungen im ambulanten Bereich.

Es wird eine „ausreichende, wirtschaftliche und zweckmäßige Versorgung"[11] angestrebt, dieses Ziel soll durch die Mitarbeiter der Klinik II unter chefärztlicher Leitung innerhalb von zwei Jahren erreicht werden.

Als Zielgruppen sind die gleichen Zielgruppen der stationären Behandlungseinheiten im Krankenhaus zu benennen: einerseits die Patienten sowie ihre Angehörigen aus dem Versorgungsgebiet, anderseits auch die vor Ort arbeitenden niedergelassen Ärzte Einrichtungen und Dienste, die an der gemeindenahen Versorgung teilnehmen.

Zielgruppen bestehen aber auch innerhalb des Krankenhauses in Sinne interner Kunden und betreffen hier die Mitarbeiter der vier Krankenstationen, die an der Planung der weiteren Behandlung im ambulanten Verlauf wesentlich mitbeteiligt sind.

---

[10] K. Olfert: a.a.O., S. 98
[11] Bundesministerium für Arbeit und Soziales: Übersicht über das Sozialrecht, 3.Aufl. 2006 BW Bildung und Wissen, Nürnberg, S.213

Hier liegen auch mögliche Zielkonflikte: die ambulante Versorgung wurde bisher nur durch die Kassenärzte (syn.: niedergelassene Ärzte) angeboten, die sicherstellen werden, dass ihre bisher behandelten Patienten auch in ihrer Praxis verbleiben werden.

Komplementär arbeitende Dienste bestehen in Form des Sozialpsychiatrischen Dienstes (Abk. SpDi) in Aalen, der auf eine Teilfinanzierung durch die Krankenkassen angewiesen ist .

Als mögliche Lösung bietet sich an, eine klare Abgrenzung zu den Kassenärzten und ihrem deutlich unterschiedlichem Behandlungsangebot vorzunehmen, sowie keine Patienten „abzuwerben". Da eine Doppelbehandlung (niedergelassener Arzt und Institutsambulanz) nicht statthaft ist, werden nur Patienten in die PIA aufgenommen, die bisher keinen festen Nervenarzt haben. Zur Abgrenzung bezügl. des SpDi sollte dargestellt werden, das der Schwerpunkt der Institutsambulanz auf der ärztlichen Behandlung und im Einzelfall auf einer Komplexbehandlung liegt. Die bisherigen Leistungen des SpDi, die sogenannte „Soziotherapie" kann auch neben einer PIA Behandlung erbracht und sogar durch die PIA verordnet werden.

5. Strategie

Folgende Strategien sollen beim Aufbau der Ambulanz verfolgt werden:

Schrittweiser und bedarfgerechter Aufbau

d. h. nach Ermittlung des jeweiligen Patientenaufkommens und deren Bedürfnissen sollen die Mitarbeiter der Institutsambulanz beauftragt und bedarfgerecht eingesetzt werden. Die Aufsicht und Verantwortlichkeit liegt dabei beim Ärztlichen Dienst für alle Berufsgruppen.

Wirtschaftlichkeit und Wachstum

d. h. bei allem Behandlungen sollen neben den medizinisch notwendigen Maßnahmen auch wirtschaftliche Gesichtspunkte in die Behandlungsplanung und den Behandlungsverlauf mit einbezogen werden. Eine weiteres

Wachstumspotential für die Institutsambulanz besteht nur bei solider wirtschaftlicher Ausrichtung. Dazu sollen die zentralisierten betriebs- und verwaltungstechnischen Bereiche im Krankenhaus stärker in die Planungs- und Aufbauphase sowie der betriebswirtschaftliche Kontrolle miteinbezogen werden.

Klar formulierte Zielsetzungen mit Terminierung

d.h. die Leitung der Ambulanz erstellt für die Mitarbeiter kurz –und mittelfristige Zielvorgaben, die gemeinsam erarbeitet werden. Diese sind von allen Mitarbeitern anerkannt und werden gemeinsam als Teamorganisation sowie einzeln als fachkompetente Mitarbeiter verfolgt. Durch den Einsatz technischer Mittel werden die Informationsmöglichkeiten für alle Mitarbeiter zur Zielermittlung und Verlaufskontrolle offen zugänglich gestaltet.

Zielgerichtete Darstellung der Aufgaben und Arbeit der Ambulanz

d.h. eine aktive und auf die Kunden aufgerichtet Öffentlichkeitsarbeit soll geplant, verfolgt und von allem Mitarbeitern mitgetragen werden. Dabei sollen genau und zielgerichtet die verschiedenen Zielgruppen ermittelt und angesprochen werden. Die Einzelmaßnahmen werden durch die Leitung koordiniert und auf die fachkompetenten Mitarbeiter der einzelnen Berufsgruppen übertragen.

6. Maßnahmen

Bei der Planung und Auswahl der Maßnahmen soll entsprechend dem Management Regelkreis vorgegangen werden, auf der Ebene des operativen Managements.

Nach dem Festlegen der einzelnen Zielgruppen kann die Auswahl der geeigneten Maßnahmen erfolgen und die notwendigen Mittel benannt werden. Eine Planung des Ablaufes der Maßnahme sowie eine Erfolgskontrolle (Evaluation) schließen den einzelnen Vorgang sinnvoll ab[12].

---

[12] J.Bödege-Wolf, K.Schellberg: Organisationen in der Sozialwirtschaft, Nomos, S. 154 -156

Maßnahme : Patientenmanagement

Zielgruppe: Patienten und ihre Angehörigen

Ziel: optimierte und effiziente Behandlungsabläufe

Beschreibung: nahtloser und geregelter Übergang in die ambulante Behandlungsphase sowie Behandlungskonstanz in der Ambulanz.

Die Planung und Information der ambulanten Behandlung erfolgt noch vor der Entlassung aus der (teil)stationären Einheit. Der erste Termin in der PIA wird durch den vorbehandelnden Arzt vereinbart. Ein Info-Flyer wird ausgehändigt, dem Patienten sind die Örtlichkeiten, die Ambulanzsprechzeiten sowie die Ansprechpartner sind namentlich bekannt.

Beim ersten Kontakttermin wird der Patient umfassend zum derzeitigen Stand seiner Erkrankung beraten, auf die Informationen des Krankheitsverlaufes können in der elektronischen Krankenakte zugegriffen werden. Der Patient wird auch über die Möglichkeiten der Angehörigenkontakten hingewiesen und diese werden auf Wunsch mit einbezogen.

Bei jedem Behandlungstermin wird ein neuer Termin fest vereinbart und schriftlich dem Patienten ausgehändigt. Der Patient und seine Angehörigen sind über den Krankheitsverlauf, die Diagnose, die notwendigen Behandlungen einschließlich der verordneten Medikamente und die Nachuntersuchungen einschl. des Verhaltens im Notfall und die Namen der Ansprechpartner in der Ambulanz umfassend informiert.

Alle Vorgänge und Anordnungen werden in der elektronischen Krankenakte kurz und nachvollziehbar (standardisiert) dokumentiert und sind für alle Berufsgruppen einsehbar.

Eine Infotafel für die Patienten über die Mitarbeiter im Haus mit Foto befindet sich im Wartebereich, die Mitarbeiter tragen Namensschilder und stellen sich persönlich vor.

Auf eine Einbestellung einmal pro Quartal wird aus wirtschaftlichen Gründen geachtet.

Als Hilfen für das Patientenmanagement stehen zur Verfügung:

Ein Info-Flyer über die Ambulanz, die Intranet-Seite über die PIA für die Mitarbeiter des Krankenhauses, eine Internet-Seite über das Psychiatrische Krankenhaus (einschl. PIA Seiten), eine Mitarbeiterin zu Terminsvereinbarung (Arzthelferin) sowie klar benannte Ansprechpartner der einzelnen Berufsgruppen, sowie ein Terminkalender und Terminierhilfen und Informationsbroschüren über die verschiedenen Erkrankungen und deren Behandlungsmöglichkeiten.

Für jeden Patienten wird eine eigene EDV (elektronische) Ambulanz Patientenakte angelegt, die für die PIA Mitarbeiter einsehbar ist.

Das Patientenmanagement soll für alle Patienten arbeitstechnisch gleich gehandhabt werden und regelmäßig auf aufgetrete Probleme untersucht werden. Eine Evaluation ist z. B. aus einer Patientenbefragung oder eine Beschwerdenmanagement zu erhalten.

Maßnahme: Außenrepräsentation

Zielgruppe: niedergelassen Ärzte und komplementär arbeitende Dienste

Ziel: Positive Kontaktgestaltung und gute Öffentlichkeitsarbeit

Beschreibung: zu den niedergelassenen Ärzten und komplementär arbeitenden Diensten soll ein guter Informationsaustausch bestehen, eine Konkurrenzsituation soll vermieden werden.

Die niedergelassen Ärzte und komplementären Dienst wurden vorab von der Klinikleitung über die Implementierung einer Institutsambulanz unterrichtet. Während des weiteren Auf- und Ausbaus der Ambulanztätigkeit sollten regelmäßige Informationen weitergegeben werden, z. B. über regelmäßige persönliche Kontakte, Besuch des Qualitätszirkel und Einladungen zu Fortbildungsveranstaltungen. Informationsmaterial über die Institutsambulanz wird regelmäßig verschickt und die Ansprechpartner der Ambulanz sind namentlich benannt.

Patienten, die bisher in regelmäßiger Behandlung bei einem niedergelassenen Kollegen sich befanden, werden an diesen bei Kontakten mit der Institutsambulanz nach einer Kurzinformation rück überwiesen.

Zu den komplementären Diensten wird ebenfalls ein guter persönlicher Kontakt gesucht und die Verordnung der „Soziotherapie" bei medizinischer Notwendigkeit ausgestellt.

Als Hilfen stehen für die Maßnahme zur Verfügung:

Der Info-Flyer über die Ambulanz, die Internet Seite des Krankenhauses Winnenden einschließlich der PIA-Seiten, allgemeine Broschüren des Kranenhauses zur Versorgung psychisch Kranker im Kreises im Druckformat.

Klar benannte Ansprechpartner einzelnen Berufsgruppen, sowie eine EDV mögliche Kommunikation mittels e-Mail, aber auch schriftlich mit eignem Logo und Briefpapier. Bei telefonischen Kontakten erfolgt die Dokumentation mittels standarisiertem Notizzettel.

Eine Evaluation ist auch hier über ein Beschwerdemanagement System oder eine Befragung möglich.

Maßnahme: Innendarstellung der Ambulanz

Zielgruppe: Mitarbeiter der (teil)stationären Versorgungseinrichtungen des Krankenhauses Winnenden (interne Kunden)

Ziel: Gut informierte Mitarbeiter, die den Patienten motivieren und gezielt in die Psychiatrische Institutsambulanz vermitteln.

Beschreibung: Die Kontakte zu Mitarbeitern und die Führung des Patienten während der Akutkrankheitsphase in Krankenhaus trägt entscheidend dazu bei ob ein Patient sich ambulant weiterbehandelt lässt und bei wem. Besonders wichtig ist für den Patienten der Kontakt und das Auftreten des Pflegepersonals und der Ärzte/Psychologen.

Diese müssen sehr gut über die bestehenden ambulanten therapeutischen Möglichkeiten sowie die Kapazitäten und Terminplanung der Institutsambulanz informiert sein, und dies auch während des ständig fortlaufendenden Aufbauprozesses. Der Ansprechpartner für die Terminierung der Ambulanz muss namentlich bekannt sein, sowie namentlich die Ansprechpartner der einzelnen Berufsgruppen. Genau muss abgestimmt werden wann ein Patient aus der stationären Behandlung entlassen werden kann und wann nicht, damit nicht zu kranke Patienten zu früh in die Ambulanz überwiesen werden.

Eine Rückmeldung seitens der Ambulanz an die Mitarbeiter der stationären Einheiten ist ebenso sinnvoll und motivationsfördernd.

Ein zeitnaher Abschluss der elektronischen stationären Patientenakte ist notwendig, damit die Ambulanzmitarbeiter darauf zurückgreifen können.

Als Hilfen stehen für die Maßnahme zur Verfügung

Ein Info-Flyer über die Ambulanz, die Intranet-Seite über die PIA für die Mitarbeiter des Krankenhauses, eine Internet-Seite über das Zentrum für Psychiatrie Winnenden (einschl. PIA Seiten), eine Mitarbeiterin zu Terminsvereinbarung (Arzthelferin) sowie klar benannte Ansprechpartner der einzelnen Berufsgruppen.

Eine EDV gestützte Kommunikation mittels e-Mail im Intranet, bei telefonischen Kontakten erfolgt die Dokumentation mittels standarisiertem Notizzettel, sowie die elektronische Patientenaktendokumentation.

Eine Evaluation ist hier möglich über die Datenlage: angemeldete Patienten in Korrelation zu den erfolgten PIA Neuzugängen, aber auch über Mitarbeiterbefragungen und Beschwerdemanagement.

Für alle Maßnahmen sollte der zeitliche Rahmen der Aufbauplanung von zwei Jahren gelten.

Der Erfolg der Maßnahmen kann auch Wachstum der Ambulanz, d.h. aus steigenden Scheinzahlen pro Quartal aber auch pro Jahr rückgeschlossen werden.

7. Projektmanagement

-Aufbauorganisation

Die Aufbauorganisation (siehe vorne) wird in einem Organigramm dargestellt und ist für alle Mitarbeiter im Intranet einzusehen. Die Mitarbeiter der

Ambulanz vor Ort kennen ihre Stellenbeschreibungen und können diese an ihrem Arbeitsplatz einsehen.

Neue Mitarbeiter werden über die vorhandenen Strukturen informiert und genau eingewiesen und eingearbeitet. Für das Projektmanagement ist die ärztliche Leitung verantwortlich.

-Ablauforganisation

Die Mitarbeiter die Institutsambulanz erarbeiten im Team die Ablauforganisation, d.h. die Ermittlung und Definition der Arbeitsprozesse unter Berücksichtigung der zuständigen Personen, der vorhandnen Sachmitteln sowie Zeit- und Raum- und Informationsbedarf.

Das Ziel ist die Gesamtaufgabe der Institutsambulanz als Teamarbeit zu realisieren (unter der Berücksichtigung des Leitbildes), sowie eine optimale Prozesseinführung für alle Beteiligten zu erreichen.

Gesamtbudget und Finanzmanagement

Für das Budget und Finanzmanagement ist die Verwaltungs-Kaufmännische Leitung des Krankenhauses zuständig, diese Strukturen sind im Psychiatrischen Krankenhaus zentral für alle Bereiche des Krankenhauses ausgerichtet.

Erfolgskontrollen/Controlling

Eine direkte Erfolgskontrolle ist durch die Mitarbeiter der Ambulanz quartalsmäßig durch die Patientenzahlen und damit Scheinzahlen möglich.

Eine genauere betriebswirtschaftliche Auswertung (Erträge /Aufwendungen mit Gewinnermittlung) findet ebenfalls zentralisiert in Verwaltungsbereich der Klinik statt und ist quartalsmäßig für alle Mitarbeiter in Intranet einsehbar.

An der Auswertung und Einschätzung der Zielerreichung ist die Krankenhausbetriebsleitung mit allem Berufsgruppen (Ärztlicher Dienst, Pflegedienst und Kaufmännische Leitung) federführend beteiligt.

8. Umsetzung und weitere Schritte

Nach der Entscheidung der Geschäftsleitung der Klinik kann am Standort der Tagesklinik mit dem Ausbau der Ambulanztätigkeit durch schrittweise Rekrutierung neuer Mitarbeiter (durch das vorhandene Fachpersonal) und der Versorgung von Patienten im Rahmen der Gesamtaufgabe als Komplexleistung begonnen werden.

9. Abschließende Beurteilung

Für die Planung und den Aufbau der Institutsambulanz sind folgende Aspekte wichtig:

Durch die Aufbauorganisation als Teamorganisation Modell entsteht eine flexible und dynamische Behandlungsabteilung im Krankenhausbereich, die jederzeit Patienten versorgen kann, auch wenn diese sehr früh und noch nicht vollständig austherapiert entlassen werden müssen.

Da es sich in der Regel um dieselben Mitarbeiter der vorhergehenden Behandlungseinheit (d.h. hier eine Tagesklinik) handelt, ist ein zeitnaher und und nahtloser Übergang in die ambulante Behandlung ohne Informationsverlust möglich.

Als schwierig erscheint jedoch, wie sich ein Teamorganisationsmodell in die Gesamtorganisation eines Krankenhauses einfügt, das immer noch traditionell hierarchisch und im Ein-Linien-System geführt wird. Inwieweit es hier zur Kompetenz und Akzeptanz Problemen kommen wird bleibt abzuwarten.

Das z.B. der Pflegedienst Mitarbeit den Ärztlichen Mitarbeiter vertritt ist organisatorisch und betrieblich sinnvoll, aber nicht immer rechtlich möglich und bleibt für Außenstehende wie z.B. Patienten nicht immer nachvollziehbar. Eine sachliche Information über die Organisation und die Ablaufprozesse der Institutsambulanz ist nötig.

Für die Mitarbeiter kann durch eine Erhöhung ihrer Arbeitszeit durch Mehrarbeit und/oder Erhöhung ihrer Teilzeitstellen eine Einkommensverbesserung und Arbeitszufriedenheit erreicht werden. Eine Einverständnis und eine Mitbestimmung der Mitarbeiter bei der Veränderung ihrer Teilzeitstellen ist aber erforderlich.

Für die Arbeitgeberseite entsteht nur eine geringes Investitionssrisiko, das kalkulierbar ist und steuerbar ist. Durch eine zunächst zeitliche Befristung mit einem Planungszeitraum von 2 Jahren ist dieses überschaubar.

Die Wachstumskapazität ist allerdings durch diese Art von Konzeption beschränkt. Teilzeitstellen sind nicht beliebig erweiterbar und müssen ggf. in Vollzeitstellen umgewandelt werden, die dann mit der finanziell ungünstigeren Überstunden Vergütung abgegolten werden müssen.
Bei sehr schnell ansteigenden Patientenzahlen, wie dies in den letzten Jahren beobachtet wurde, kann auf Dauer die Notwendigkeit der Neueinstellung von Mitarbeitern nicht umgangen werden. Es ist dann längerfristig anzustreben, neben Teilzeit- und Interimsmitarbeitern einer anderen Behandlungseinheit auch Stammmitarbeiter vorzuhalten, die dann nur und ausschließlich in der Institutsambulanz tätig sind.

/

1. Abkürzungsverzeichnis:

EDV   elektronische Datenverarbeitung

EKG   Elektrokardiogramm

GOÄ   Gebührenordnung für Ärzte

KTQ   Kooperation für Transparenz und Qualität im Krankenhaus

KV   Kassenärztliche Vereinigung

MDK   Medizinischer Dienst der Krankenkassen

PC   Personal Computer

PIA   Psychiatrische Institutsambulanz

SGB   Sozialgesetzbuch

SpDi   Sozialpsychiatrischer Dienst

ZfP   Zentrum für Psychiatrie
Syn. Psychiatrisches Krankenhaus

2. Glossar:

Akutstation: diejenigen Krankenhausabteilungen, die akut erkrankte Patienten zur Behandlung aufnehmen

Diagnostik: der Behandlungsabschnitt, in dem der Patient untersucht wird

Facharzt: Arzt/ Ärztin, der/die eine Gebietsbezeichnung durch eine Prüfung vor der Ärztekammer erworben hat. Fachärzte arbeiten in ihren Fachgebieten selbständig und sind nicht weisungsgebunden

Fachpfleger: Krankenpfleger/Krankenschwester, der/die sich zusätzlich in einem Fachgebiet weitergebildet hat. Fachpfleger arbeiten selbständig und in Leitungspositionen in der Pflege

Institutsambulanz: Teil des Krankenhauses, in dem die ambulante Behandlung der Patienten durchgeführt wird. Die Erlaubnis zur ambulanten Behandlung ist an die Institution des Krankenhauses gebunden

Komplexleistung: die für die Behandlung zur erbringende Gesamtleistung an einem Patienten. Umfasst in der Regel die Gesamtbehandlung durch alle Berufsgruppen der Ambulanz

komplementäre Dienste: Organisationen und Beratungsstellen, die nicht zu einem psychiatrischen Krankenhaus gehören, z.B. der SpDi (Sozialpsychiatrischer Dienst)

MDK- Medizinischer Dienst der Krankenkassen: Der ärztliche Dienst der Krankenkassen, der laut SGB V die Prüfaufsicht über die stationären - (und neuerdings) auch über die ambulanten Behandlungen im Krankenhaus hat.

Tagesklinik: Teil des Krankenhauses, in dem die Patienten nur am Tage anwesend sind, gehört zu den teilstationären Behandlungseinheiten einer Klinik

Überweisungsschein: syn. „Schein" Formular der Kassenärztlichen Vereinigung der zur Überweisung von Patienten zur Weiterbehandlung dient.

3. Literaturverzeichnis:

Bihr, D., Hekking, Krauskopf, Lang (Hrsg)(2001):
Handbuch der Krankenhaus-Praxis,
1. Auflage, Kohlhammer Verlag, Stuttgart

Bisani, F.:(1985): Personalführung,
3. Auflage, Gabler Verlag, Wiesbaden

Börchers, K., Kirchner H., Trittmacher, S.,(2006):
Den Chefsessel im Visier-Führungsstrategien für Ärztinnen,
1. Auflage, Thieme Verlag Stuttgart

Bödege-Wolf, J., Schellenberg, K. (2005):
Organisationen in der Sozialwirtschaft,
1. Auflage, Nomos Verlag, Baden-Baden

Bundesministerium für Arbeit und Soziales (2006):
Übersicht über das Sozialrecht,
3. Auflage, Verlag BW Bildung und Wissen, Nürnberg

Bundesvereinbarungen Institutsambulanzen (2001) gemäß §118 Abs. 2
SGB V zwischen den Spitzenverbänden der Krankenkassen, der Deutschen Krankenhausgesellschaft und der Kassenärztlichen Bundesvereini-
gung.
Deutsches Ärzteblatt, 98: A566-A568 (Heft 9)

Fein, E., Pini-Karadjuleski, M. (2002):
Betriebliche Kommunikation,
3. Auflage, Bildungsverlag EINS, Troisdorf

Hollerith, E. (1994) : Die Stellenbeschreibung in sozialen Einrichtungen
und Betrieben,
5. Auflage, Verlag Erich Hollerith, Speyer

Olfert, K. (2006): Organisation,
14. Auflage, Kiehl Verlag, Ludwigshafen